Burnout-Helpcenter
Ein Institut der Sali Med GmbH

Das Buch ist Teil der Reihe „Burnout im Alltag" mit nachstehenden Titeln. Alle werden über den Buchhandel vertrieben, sind aber aktuell teilweise noch in Vorbereitung:

Burnout ganzheitlich diagnostizieren

Burnout mit „the work" unterstützend therapieren

Burnout mit „mental relaxation" unterstützend therapieren

Burnout mit „Lach-Yoga" unterstützend therapieren

Burnout bei Pflegekräften

Burnout bei Führungskräften

Burnout bei Lehrkräften

Burnout bei Schülern

Burnout bei Hausfrauen

Burnout bei Journalisten

Jürgen Loga & Petra Seiter

Burnout und Stress mit Lach-Yoga unterstützend therapieren

Ein praktischer Leitfaden

Bibliografische Information
der Deutschen Bibliothek

Die Deutsche Bibliothek verzeichnet diese Publikation in der Deutschen Nationalbibliografie; detaillierte bibliografische Daten sind im Internet über http://dnd.ddb.de abrufbar.

ISBN: **978-3842334670**

Autoren:
Jürgen Loga & Petra Seiter
Campico Caceres
ES – 04271 Lubrin / Spanien

Beide verfügen über Ausbildungen und langjährige Erfahrung in dem Bereich Burnout. Zudem sind sie im Bereich der Erwachsenenbildung sowie in der Fort- und Weiterbildung von Therapeuten tätig.

1. Auflage 2011

© Jürgen Loga & Petra Seiter

Layout: Jürgen Loga
Buchsatz: Jürgen Loga
Herstellung und Verlag: Books on Demand GmbH, Norderstedt

Was die Menschen bewegt,
sind nicht die Dinge selbst,
sondern die Ansichten,
die sie von diesen haben.

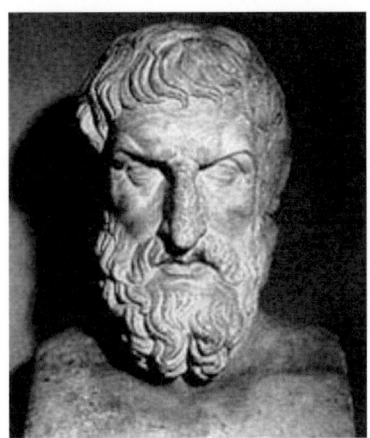

Epiktet, 1.Jhdt. n. Christus

Inhaltsverzeichnis

Vorwort

Herzlich willkommen zur ersten Auflage unseres Buches und schön, dass Sie sich für die therapeutische Seite des Lach-Yoga interessieren, wenn es um „Burnout und Stress" geht!!

Burnout ist zu ernst, als dass man damit experimentiert. Denn letztendlich ist er ein Thema des Lebensmodells der Betroffenen – und hier muss man mit viel Verantwortung und Vorsicht umgehen.

Genau das ist das Ziel, warum wir dieses Buch geschrieben haben. Die Erfahrung zeigt nämlich, dass Burnout oft als Modekrankheit erkannt wird und die Auswirkungen nicht ernst genug genommen werden. Doch Vorsicht – lassen Sie sich nicht täuschen! Denn wenn Menschen mit chronischem Stress oder mentaler Erschöpfung, wenn Menschen mit einem Burnout-Prozess oder einer Burnout-Depression Lach-Yoga-Kurse belegen, dann haben diese konkret die Hoffnung, dass es Ihnen besser geht – es besteht für diese aber immer auch ein gesundheitliches Risiko, dass Sie als Therapeut berücksichtigen sollten.

Wir wollen aufklären, konkrete Tipps und Hinweise geben. Sie werden daher neben theoretischen Betrachtungen – beginnend mit der Hormonsituation, endend mit der Atemtechnik, auch jede Menge über praktische Abläufe lesen..

Auf Ihr Feedback freuen wir uns – schreiben Sie uns einfach eine Email an meinung@burnout-helpcenter.de

Ihre Autoren

Jürgen Loga und Petra Seiter

Zu diesem Buch

Wir haben dieses Buch gezielt für Therapeuten und Coaches geschrieben, aber natürlich sollen auch Betroffene bzw. deren Begleiter von dem Buch profitieren! Deshalb haben wir auf Fachwörter weitgehend verzichtet.

Das Wissen, dass wir hier vermitteln, beruht zum Einen auf aktuellen Studien von Krankenkassen und Forschern, entstand zum Anderen aber auch durch die langjährige Berufserfahrung von uns und unseren Mitarbeitern.

So werden Sie im **ersten Teil** erfahren, wie eine Kettenreaktion vom Stress zum Burnout-Syndrom führt. Wie die typischen Symptome entstehen und wie sie zu interpretieren sind. Die Hormone und deren Wechselwirkung untereinander und mit anderen Bereichen des Körpers gehören genauso dazu wie das Thema des Psychosomatik.

Im **zweiten Teil** werden Sie verstehen, warum wir Lach-Yoga als ein probates Mittel einschätzen, um ein Burnout-Syndrom unterstützend zu therapieren. Und wie die Grundmotivation geschaffen wird bzw. welche Vorgehensweisen sich als zielführend herausgestellt haben.

Lach-Yoga funktioniert aber nur dann, wenn auch die richtige Atemtechnik dabei angewandt wird. Sie erfahren mehr über die Funktion des Atmens und die Funktion der Atmungsorgane. Unser **3. Teil**, die lachtherapeutischen Atemübungen, spielen neben der Teilnahmecheckliste deshalb in dem Buch eine sehr wichtige Rolle.

Diesen 3. Teil werden wir dann mit dem **4. Teil**, den eigentlichen Lach-Yoga-Übungen, ergänzen. So können Sie als erfahrener Lach-Yoga Therapeut schnell unsere Erfahrungen umsetzen.

Im letzten Bereich finden Sie unser Stichwortverzeichnis und weitere wichtige Informationen.

Die Autoren stellen sich vor

Im Jahr 2009 wurde das Burnout-Helpcenter als Institut der Sali Med GmbH in Löwenstein gegründet. Ziel war es, die ganzheitlichen Erfahrungen von der Ärzteschaft, Physiotherapeuten und Psychologen bzw. Mental-Coaches zusammen zu bringen.

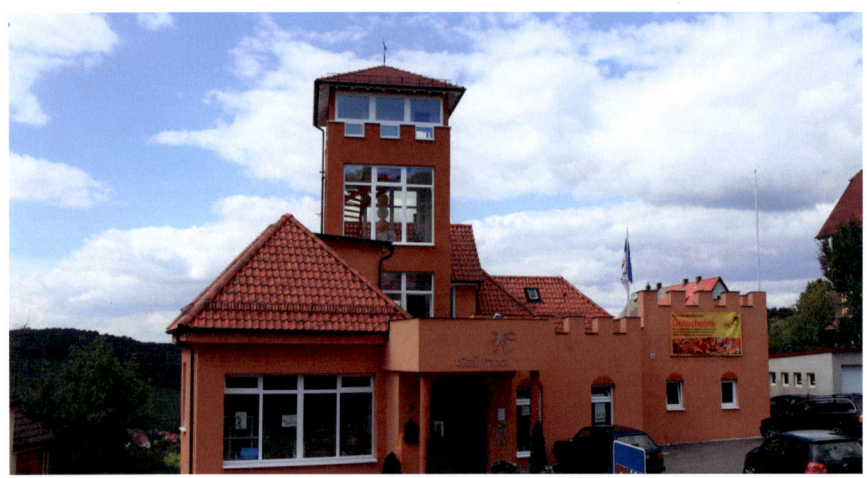

Das Burnout-Helpcenter in Löwenstein

Mittlerweile werden an verschiedenen Standorten des Burnout-Helpcenters die bekannten „Help-Camps" veranstaltet: Offene anonyme Gruppen, in denen sich Gleichgesinnte treffen und die mit bestimmten Themen von Burnout-Lotsen® geleitet werden. Diese Burnout-Lotsen® werden speziell, aufbauend auf deren schon bestehende therapeutische, ärztliche oder heilpraktischen Ausbildung, im Burnout-Helpcenter ausgebildet.

Das Burnout-Helpcenter in Löwenstein wird von den Autoren dieses Buchs, Petra Seiter und Jürgen Loga, geleitet.

Das Buch ist Teil einer Reihe mit nachstehenden Titeln. Alle werden über den Buchhandel vertrieben, sind aber aktuell teilweise noch in Vorbereitung:

- Jürgen Loga & Petra Seiter:
  Burnout und Stress
  ganzheitlich diagnostizieren

- Jürgen Loga & Petra Seiter:
  Burnout und Stress mit „the work"
  unterstützend therapieren

- Jürgen Loga & Petra Seiter:
  Burnout und Stress mit „mental relaxation"
  unterstützend therapieren

- Jürgen Loga & Petra Seiter:
  Burnout und Stress mit „Lach-Yoga"
  unterstützend therapieren

- Jürgen Loga & Petra Seiter:
  Burnout und Stress bei Pflegekräften

- Jürgen Loga & Petra Seiter:
  Burnout und Stress bei Führungskräften

- Jürgen Loga & Petra Seiter:
  Burnout und Stress bei Lehrkräften

- Jürgen Loga & Petra Seiter:
  Burnout und Stress bei Schülern

- Jürgen Loga & Petra Seiter:
  Burnout und Stress bei Hausfrauen

- Jürgen Loga & Petra Seiter:
  Burnout und Stress bei Journalisten

Vom Stress zum Burnout-Syndrom

Das hormonelle Gleichgewicht

Wir alle haben schon von dem hormonellen Gleichgewicht gehört, dass in unserem Körper herrscht. Das Wissen darüber ist Teil unserer späteren Behandlung, deshalb wollen wir hier mit ein wenig Theorie starten.

Nur: Was sind Hormone?

Die Wissenschaft bezeichnet so chemische Botenstoffe, die in unserem Körper als komplexes Netzwerk miteinander kommunizieren und die bei einzelnen Organen ganz spezielle Reaktionen auslösen. Als Folge dieser Kommunikation regulieren sich diese auch gegenseitig.

Zusätzlich koordinieren sie in unserem Körper alle wichtigen Funktionen und Bereiche wie Stoffwechsel, Schlaf, Wohlbefinden, Hunger, Durst, Antrieb, Psyche, Sexualität, Fortpflanzung und Wachstum. Leider werden wir ihrer Bedeutung oft erst dann bewusst, wenn dieses sensible Gleichgewicht gestört ist.

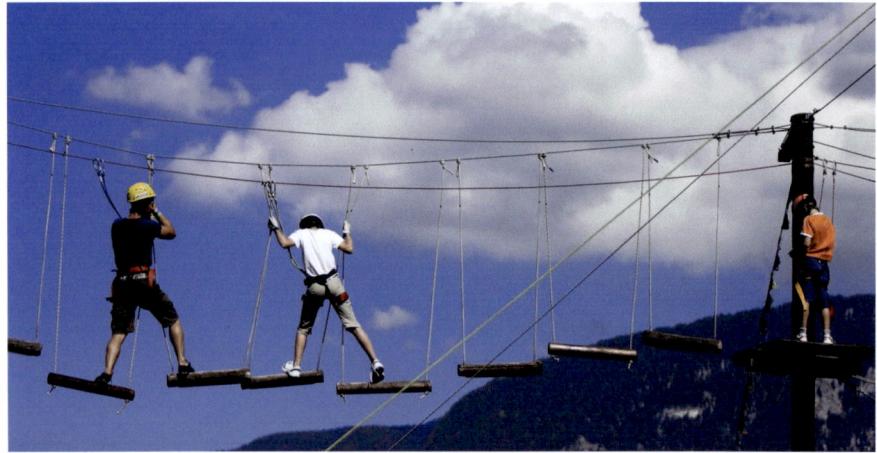

Beim Sport wird oft das Hormon Adrenalin ausgeschüttet

Hormone werden entweder aus einer Drüse oder von Nervenzellen in den Blutkreislauf abgegeben. Chemisch gesehen sind sie komplexe Verbindungen, die beim Empfänger immer auch Andockstellen benötigen, die man Hormonrezeptoren nennt.

Sie sind also der Schlüssel zu bestimmten Reaktionen unseres Körpers. Für die Gesundheit und das Wohlbefinden sind psychische Vorgänge genauso wichtig wie physische. Beispielsweise führt die mentale Unausgeglichenheit zur Ausschüttung von Stresshormonen, bei deren Abbau die zellschädigenden freien Radikale entstehen. Im Körper findet ein ständiger Dialog in den Regelkreisen Gehirn, Immunsystem und hormonellem System statt. Gehirn und Immunsystem besitzen nämlich ähnliche Botenstoffe, welche auch vom jeweils anderen Organ erkannt werden.

Tatsache ist, dass die Wirkungen der verschiedenen im Körper aktiven Substanzen wie Serotonin, Noradrenalin, Acetylcholin, CRH, DHEA, Oxytocin, Östrogen, Gestagen, Progesteron, Prolactin, Testosteron, Tryptophan, Dopamin, Cortisol, Cortison, Adrenalin, Insulin, Vitamine und Mineralien insgesamt erstaunlich vielschichtig und kompliziert sind. Eine Übersicht aller bekannter Hormone und deren Funktion finden Sie im Internet hier:

http://www.medizinfo.de/endokrinologie/hormone.htm

Forscher (Endokrinologen) wissen mittlerweile: Ist im Körper das Hormongleichgewicht gestört, beginnen Kettenreaktionen, die von einer einfachen Stressreaktion, dann einer Erschöpfung und einem Burnout-Syndrom bis zu einer Krankheit wie der Depression führen.

In der täglichen Praxis werden wir also immer Patienten antreffen, die ein Problem mit dem hormonellen Gleichgewicht haben. Dies lässt sich durch Urin- und Blutuntersuchungen sehr schön nachweisen.

Für uns als Therapeuten bedeutet dies: Alle sinnvollen Maßnahmen haben unbedingt die Normalisierung und Wiederherstellung des natürlichen hormonellen Gleichgewichts zum Ziel!

Die Definition von Stress

Jeder Mensch hat seine eigene Deutung von Stress – einem Wort, das eigentlich aus der Materialprüfung kommt und erst seit 1950 auf Symptome beim Menschen übertragen wurde.

In Interviews kommen daher oft Antworten vor wie zum Beispiel: „Ich bin überrascht worden und weiß zuerst nicht, wie ich reagieren soll" oder: „Wenn ich mich überfordert, überlastet, gereizt oder hektisch fühle". Stressempfindungen sind also immer subjektiv.

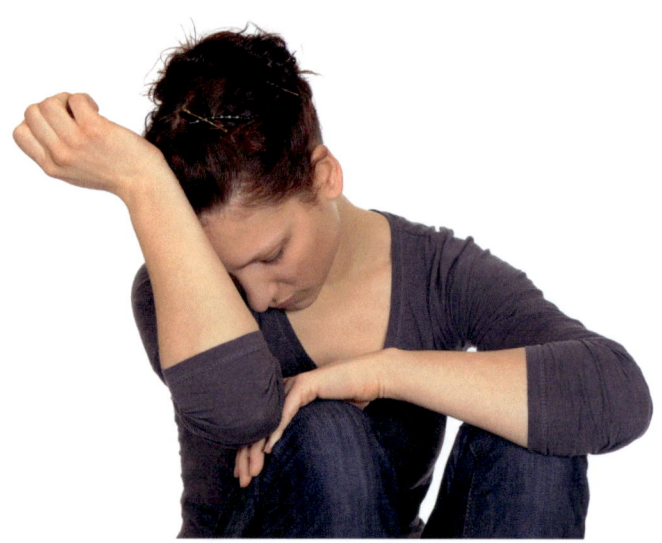

Biologisch gesehen ist Stress aber bei jedem Menschen gleich – und Teil einer Strategie, die schon seit der Menschwerdung unser Überleben sicherte. Sie ist eine prompte Antwort auf externe Stressoren (Alles, was wir als Anforderung, Bedrohung oder Schaden einschätzen). Aber wenn wir verstehen, wie Stress entsteht, finden wir Lösungen, um ihn wieder abzubauen.

Typische äußere Stressoren

Wir werden später immer wieder ein Verständnis für die Quelle der Stressoren entwickeln müssen, wenn wir Burnout-Prozesse erkennen und auch anhalten wollen. Hier nun ein paar typische Beispiele aus dem geschäftlichen Bereich, immer der Sicht des Betroffenen:

- Neue Gesprächspartner im Kunden oder im Unternehmen, für die noch keine Gesprächsstrategien bekannt sind und wo eine eigene Unsicherheit besteht
- Produkte und Dienstleistungen verkaufen müssen, die noch nicht ausgereift sind oder für die noch nicht genug Informationen zur Verfügung stehen.
- Angst vor Versagen, einen Auftrag nicht zu bekommen.
- Ständiger Erfolgsdruck, unter den besten Verkäufern sein zu müssen
- Zu hoher Erwartungsdruck vom Vertriebsleiter und unklare Kompetenzzuweisungen.
- Wartezeiten, bis beim Kunden die Entscheidung über eine wichtige Auftragsvergabe getroffen wird.
- Allgemeiner Zeitdruck

Auf externe Stressoren (also Personen und Einrichtungen, deren Verhalten nicht vorhergesagt werden kann) werden die Betroffenen selbst keinen Einfluss haben. Wohl aber kann die Sicht der Dinge verändert werden. Wir erinnern hier an unser Zitat am Anfang des Buches:

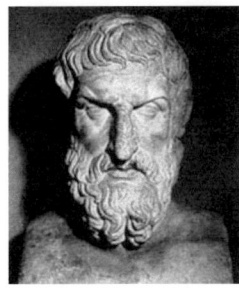

Was die Menschen bewegt, sind nicht die Dinge selbst, sondern die Ansichten, die sie von diesen haben.

Epiktet, 1.Jhdt. n. Christus

Innere Stressoren

Es gibt auch innere Stressoren – entstanden durch Erziehung, Vorbilder, genetische Eigenschaften, frühkindliche Prägungen. Hier die „Top fünf":

„Das Beste werde ich immer geben!"
Perfektionismus ist fast immer der Antreiber Nummer eins. Die meisten Betroffenen wissen von dem eigenen Problem, erkennen aber trotzdem nicht, dass es unmöglich ist, 100% perfekt zu sein. Und sind dann automatisch schon unterwegs in Richtung Stress und Burnout.

„Ich werde es immer allen recht machen!"
Es sind ausgerechnet die angenehmen Menschen, die es immer allen recht machen möchten. Und dabei sich selbst aufgeben, sich selbst verleugnen, sich selbst aufgeben.

„Mich haut nichts um – so stark bin ich!"
Hilflos? Traurig? Erschöpft? Das kommt Menschen mit diesem Stressor nicht in den Sinn. Oder besser: Das wird verdrängt. Doch das Unterbewusstsein lässt sich nicht täuschen – und meldet sich mit typischen Stress- und Burnout-Symptomen.

„Ich muss mich nur ein wenig mehr anstrengen!"
Das sprechen viele Kindheitserfahrungen! Viele Menschen verwechseln eigene Leistung mit permanenter Anstrengung. Wissen nicht um die Kunst, sich zu entspannen und sich auch etwas zu gönnen. Diese Aussage führt fast zwangsläufig zu Stress und späterem Burnout.

„Jetzt das noch schnell erledigen!"
Der zeitliche Druck entsteht nicht immer durch äußere Umstände – sondern auch durch eigene Nicht-Organisation, durch eigene Disziplinlosigkeit, durch falsche Zielsetzung oder einfach auch der Suche nach dem Image, unentbehrlich zu sein.

Und so passiert es….Stress entsteht!

Wie Stress entsteht

Die Wissenschaft sagt ganz klar: „Stress hat primär die evolutionsbiologische Funktion, durch die Ausschüttung von Stresshormonen im Organismus die Aufmerksamkeit und Anspannung zu erhöhen. So kann er in Gefahrensituationen blitzschnell reagieren."

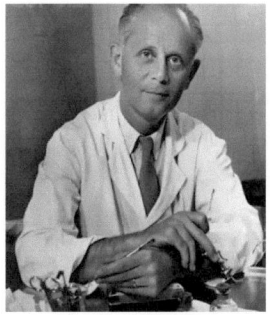

Der Arzt Dr. Hans Selye (1907 – 1982) stellte fest, dass der Stress in der Regel in vier Phasen abläuft. Er war der Pionier der Stress-Forschung und unternahm zahlreiche Studien. Daraus entwickelte er das bekannte Reiz-Reaktionsmodell. Dieses zeigt auf, wie der Körper vom Stress betroffen ist und welche gesundheitlichen Störungen sich daraus entwickeln können.

1. Phase, Schockphase: Der Körper erkennt die Stresssituation und bereitet sich darauf vor, zu handeln.

2. Phase, Alarmreaktion: Der Organismus aktiviert sämtliche Reserven, der Sympathikus übernimmt dabei die Kontrolle

3. Phase, Widerstandsphase: Der Mensch setzt sich mit der Stresssituation auseinander.

4. Phase, Erschöpfung: Wird der Widerstand länger aufrechterhalten, werden weiterhin Stresshormone ausgeschüttet. Die andauernde Stresssituation kann sich zu einer stressbedingten Gesundheitsstörung entwickeln.

Erkennen Sie diese Phasen an sich wieder? Bei jeder Stress-Reaktion im Alltag sind diese beteilig, ein einfaches Beispiel kann das sicher am besten veranschaulichen.

Stellen wir uns also einen Menschen vor, der vollkommen überraschend von einem Raubtier angegriffen wird:

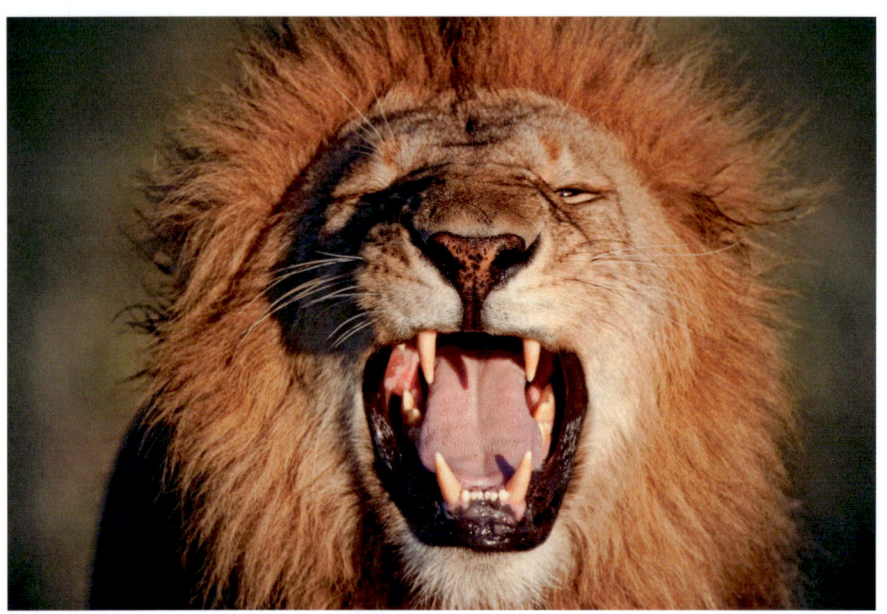

Angreifender Löwe

Sofort übernimmt die Steuerung die aktivierende Seite des autonomen vegetativen Nervensystem, der Sympathikus.

Der Sympathikus

Hormonell gesehen bedeutet dies eine Reihe von Ausschüttungen verschiedenster Hormone – alles nur mit dem einen Ziel, in einer Gefahrensituation blitzschnell lebensrettend reagieren zu können. Längst sind nicht alle Hormone und Substanzen analysiert worden, die hier aktiv werden. Es sieht auch so aus, dass je nach Persönlichkeitstyp und genetischer Veranlagung unterschiedliche Schwerpunkte vorliegen. Die Alarmierung geht im Körper sehr schnell – binnen Sekunden weiß der ganze Organismus darüber Bescheid, dass eine Alarmsituation vorliegt.

Die typischen körperlichen Reaktionen sind immer:

- Der Atem beschleunigt sich und wird flacher, um möglichst schnell viel Sauerstoff aufnehmen zu können
- Puls und Blutdruck steigen an
- Die Milz schwemmt mehr rote Blutkörperchen aus, die den Sauerstoff zu den Muskeln transportieren.
- Die Adern in den wichtigen Muskeln weiten sich. Dadurch werden die Muskeln besser durchblutet.
- Der Muskeltonus steigt. Das führt oft zu Verspannungen. Auch Zittern, Fußwippen und Zähneknirschen hängt damit zusammen.
- Das Blut gerinnt schneller. Damit schützt sich der Körper vor Blutverlust, falls er sich auf der Flucht verletzt.
- Der Mund wird trocken, die Pupillen verengen sich
- Verdauung und Sexualfunktionen gehen zurück. Das spart Energie.

Das Alles soll dazu führen, dass der Mensch überlebt!

In der Medizin spricht man daher vom positiven Stress, dem *Eustress*.

Ein ganz wichtiges Kriterium von diesem ist es, dass das Hormonsystem nach kurzer Zeit wieder zügig herunter gefahren wird und zur Ruhe kommt. Die aktivierte Energie wird also *positiv* genutzt, es findet eine Energieentladung statt. Eustress hat etwas mit Herausforderung zu tun, nicht mit Überforderung, und bestimmt unser Leben oft positiv.

Der Parasympathikus

Ist dem Menschen in unserem Beispiel also die Flucht geglückt, dann wird der zweite Teil des vegetativen Nervensystems aktiviert, der Parasympathikus. Sichtbar ist dies äußerlich gesehen in der Regel durch einen tiefen Seufzer bzw. eine Veränderung des Atemrhythmus.

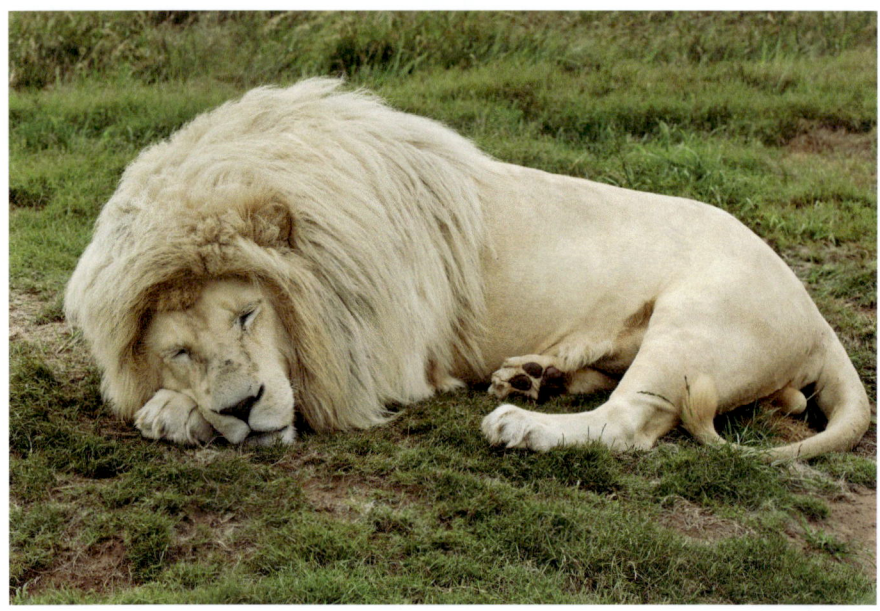

Entspannter Löwe

Gleichzeitig werden die ganzen oben aufgezählten Aktionen des Sympathikus umgedreht – der Puls normalisiert sich, der Blutdruck wird gesenkt usw. Dazu ist es allerdings notwendig, dass eine wesentliche körperliche Aktivität vorgelegen hat. Schließlich ist der Stress ja „erfunden" worden, um den Menschen zu retten – in der Regel durch Kämpfen oder Davonlaufen (das Prinzip nennt sich „fight or flight").

Der heutige, in die Arbeitswelt eingebundene Mensch kann aber vor Stresssituationen körperlich weder fliehen noch dagegen kämpfen. Auch wenn er zwar innerlich durch das Unterbewusstsein den Drang verspürt, davon zu laufen – er wird immer durch Erziehung und äußere Gegebenheiten, also durch die Interpretation das Wachbewusstsein, gezwungen sein, nicht körperlich zu reagieren. So ausgelöster Stress – und die damit verbundene Hormonsituation – setzt zwar Energien frei, allerdings werden diese nicht körperlich abgebaut. Sie richten sich gegen den eigenen Körper, man nennt ihn auch den Disstress.

Eine geregelte Stressreaktion ist also von höchster Wichtigkeit. Werden die Stresshormone nicht durch Aktivität abgebaut, macht einem der Stresszustand Schwierigkeiten. Die Folge sind dann oft: Nervosität, Kopfschmerzen, Schlafstörungen, erhöhter Blutdruck, Asthma, Arteriosklerose, chronisch werdender Stress, Burnout und zuletzt auch eine Depression.

Wenn Stress zum Normalfall wird

Positiver Stress (Eustress)wird in der Regel wieder schnell abgebaut, negativer Stress (Disstress) kann dagegen bis zu 12 Tage nachgewiesen werden.

Wenn der Abbau der Stresshormone nicht durch eine Aktivität erfolgen kann, versucht das gesunde Gehirn alles, um wieder schnell ins Gleichgewicht zu kommen: Der Neurotransmitter Serotonin hat dazu die Fähigkeit, den Abbau der Stresshormone herbeizuführen. Liegt allerdings ein Serotoninmangel vor, wie es bei einer bestimmten Erschöpfungstiefe und einer Depression der Fall ist, gelingt der Stressabbau auf diesem Wege nicht.

Betroffenen fällt es daher schwer zu innerer Ruhe zu kommen, sie leben im Dauerstress bzw. reagieren auf Herausforderungen wieder mit einer unangemessenen Stressreaktion. Sie sind auf dem Weg zu einem Burnout.

Übrigens: Serotonin und das ebenfalls wichtige Melantonin werden auf dem natürlichen Weg vor allem durch fehlende Sonneneinstrahlung zu wenig gebildet. Aus diesem Grund sprechen wir von „Winterdepressionen". Verstehen Sie jetzt, warum wir ausgerechnet in Andalusien (350 Tage Sonnenschein) ein weiteres Burnout-Helpcenter betreiben?

Vom Stress zum Burnout-Syndrom

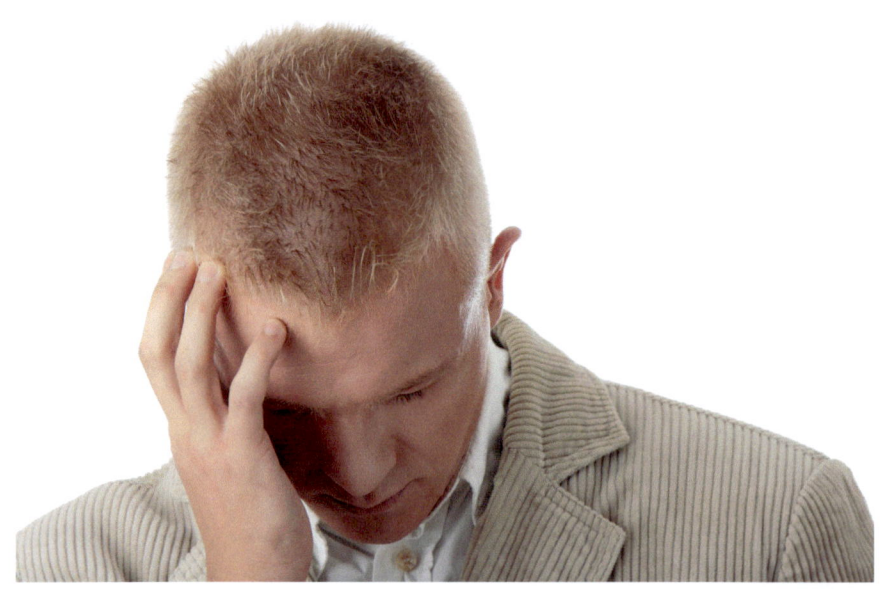

Die Erfahrung in unserem Burnout-Helpcenter zeigt, dass eine dauerhafte Stress-Situation, dass also ein permanenter nicht ausbalancierter Hormonspiegel, zwangsläufig zu psychosomatischen Reaktionen führen muss.

Die Definition der Psychosomatik lautet:

„Mit Psychosomatik wird in der Medizin die Betrachtungsweise und Lehre bezeichnet, in der die geistig-seelischen Fähigkeiten und Reaktionsweisen von Menschen in Gesundheit und Krankheit in ihrer Eigenart und Verflechtung mit körperlichen Vorgängen und sozialen Lebensbedingungen in Betracht gezogen werden."

Es schließt sich damit ein Teufelskreis, in den der Betroffene durch den permanenten Stress hineingelangt ist.

Denn auch die Psychosomatik erzeugt beim Betroffenen wieder Stress. Schlafprobleme, erhöhter Blutdruck, Rückenschmerzen – all das führt dazu, dass der Stresslevel noch mehr steigt.

Der Betroffene reagiert unbewusst stressprovozierend. Denn er weicht der Psychosomatik aus, indem er seinen Glaubenssätzen weiter anhaftend noch mehr arbeitet, sich noch mehr engagiert:

Der Teufelskreis ist geschlossen.

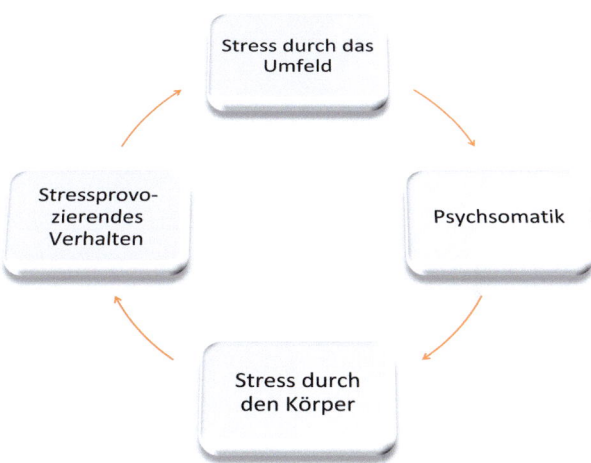

Die Definition des Burnout-Syndrom

Die Medizin sagt: „Wenn der Mensch es nicht schafft, durch eigenes Verhalten seine eigene Energieressourcen nach einer Belastungssituation wieder aufzufüllen, entsteht ein Burnout-Syndrom." Vereinfacht ausgedrückt:

Das Unvermögen zur Entspannung führt zu einem Burnout-Syndrom.

Dieses Burnout-Syndrom wird in der „Internationale statistische Klassifikation der Krankheiten und verwandter Gesundheitsprobleme" (ICD 10.0) als Diagnoseschlüssel Z73.0 erfasst. Der Abschnitt Z beschreibt „Faktoren, die den Gesundheitszustand beeinflussen und zur Inanspruchnahme des Gesundheitswesens führen"; Burn-out ist also nach dieser Klassifikation keine Krankheit.

Authentischer und allgemeiner formuliert ist Burnout „ein gravierendes Problem mit dem Lebensthema, dass durch falsche Interpretation von Stressoren entsteht und von psychosomatischen Reaktionen begleitet wird."

Die betroffenen Menschen leiden dadurch unter einem chronischen Stress. Der führt zu einem Verhaltensmuster, dass letztendlich mit Burnout bezeichnet wird.

Da als Reaktion darauf das vegetative Nervensystem nicht mehr gegensteuern kann, kommt es zu psychosomatischen Beschwerden, die letztendlich zu einem kompletten mentalen und körperlichen Zusammenbruch führen können.

Verschiedene Ärzte und Psychologen haben dazu unterschiedliche Phasen definiert, die oft sehr theoretischer Natur sind. Nachfolgend stelle ich Ihnen das allgemeine Phasenmodell vor, dass von den meisten mittlerweile anerkannt wird.

Die 12 Phasen des Burnout-Syndroms

1. *Phase: Anfängliche Euphorie, gekoppelt mit dem Zwang, sich selbst zu beweisen.*
    Der Betroffene erledigt seine Arbeit mit großer Begeisterung. Allerdings überschätzt er sich dabei oft und vernachlässigt seine persönlichen Bedürfnisse. Typisches Zitat: *„Denen werde ich zeigen, wie man es richtig macht!"*

2. *Phase:* Verstärkter Einsatz

Um den eigenen hohen Ansprüchen, dem eigenen Perfektionismus zu genügen, wird noch mehr Energie in die Arbeit gesteckt. Das Gefühl, unentbehrlich zu sein, wächst. Deshalb werden Aufgaben nur selten delegiert. Typisches Zitat: *„Bevor ich das Andere machen lasse, erledige ich es lieber selbst"*

3. *Phase: Vernachlässigung eigener Bedürfnisse*

In diesem Stadium tritt das Verlangen nach Ruhe, Schlaf und Regeneration immer weiter zurück. Auch der Wunsch nach Sex spielt nur noch eine untergeordnete Rolle. Häufig nimmt der Konsum von Alkohol, Nikotin und Kaffee zu. Manche Betroffene fangen auch an zu rauchen. Typisches Zitat: *„Ich brauch meinen Kaffee, sonst schaff ich mein Pensum nicht."*

4. *Phase: Verdrängung von Konflikten und Bedürfnissen*

Um arbeitsfähig zu bleiben, blendet der Betroffene die Ansprüche seines Körpers aus, treibt er keinen Sport mehr. In dieser Phase nehmen Unpünktlichkeit, Vergesslichkeit und andere Fehlleistungen zu. Typisches Zitat: *„Ich weiß auch nicht, warum ich mir in letzter Zeit keine Namen mehr merken kann."*

5. *Phase: Umdeutung von Werten*

Alte Grundsätze gelten nicht mehr viel, jegliche Ehrenämter werden vernachlässigt. Freundschaften und berufliche Beziehungen werden zur Belastung und die Wahrnehmung stumpft ab. Oft treten Probleme mit dem Partner auf. Typisches Zitat: *„Lass mich doch heute Abend einfach mal in Ruhe. Ich hab keine Zeit."*

6. *Phase: Verstärkte Verleugnung von Problemen*

Das Verhalten der bisherigen Phasen löst Schwierigkeiten aus, die wiederum von dem Betroffenen verdrängt werden. Er fühlt sich nicht anerkannt, geht nur noch ungern zur Arbeit. Er leidet erstmals unter deutlichen Leistungsschwächen und körperlichen Beschwerden, die sehr oft psychosomatisch sind. In der Regel wird hier aber noch kein Arzt oder Therapeut aufgesucht. Typisches Zitat: *„Heute habe ich wieder diese verflixten Rückenschmerzen. Aber wo kommen die nur her?"*

7. Phase: Rückzug

Ein Gefühl der Orientierungs- und Hoffnungslosigkeit macht sich breit. Das Umfeld nimmt den Betroffenen als deprimiert wahr, wobei seine Stimmung auch manchmal sehr schwankt. Alkohol und Medikamente, aber auch Essen und Sex dienen als Ersatzbefriedigung. Das soziale Umfeld wird als bedrohlich und überfordernd empfunden. Typisches Zitat: *„Es ändert sich sowieso nichts!"*

8. Phase: Deutliche Verhaltensänderung

Der Betroffene wird unflexibel in seinem Denken und Verhalten. Selbst wohlgemeinte Kritik akzeptiert er nicht und bewertet sie als Angriff. Er zieht sich immer weiter zurück. Typisches Zitat: *„es sind sowieso alle gegen mich!"*

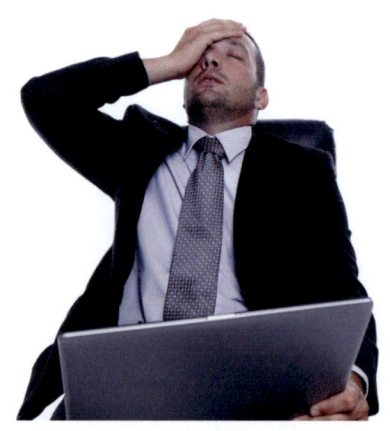

9. Phase: Verlust des Gefühls für die eigene Persönlichkeit
In der 9. Phase fühlt sich der Betroffene wie abgestorben und von seinem Wesen entfremdet, er fühlt sich nur noch als Marionette. Es entsteht in ihm das Gefühl, als würde er nur noch wie eine Maschine funktionieren. Typisches Zitat: *„Ich funktioniere nur noch. Was mache ich hier eigentlich noch?"*

10. Phase: Innere Leere
Ausgezehrt und mutlos bewältigt der Betroffene seinen Alltag. Oft leidet er unter Angst und unbegründeten Panikattacken. Mitunter versucht er, seine Probleme mit Kauftouren, Fressorgien zu bewältigen. Er erkennt seine eigene Situation dabei aber nicht. Typisches Zitat: *„Wenn ich schon morgens aufstehen muss, habe ich Angst."*

11. Phase: Depression
Es stellen sich eine dauerhafte Verzweiflung und Niedergeschlagenheit ein. Spätestens jetzt kommen erste Selbstmordgedanken auf. Typisches Zitat: *„Die Anderen werden sich nie ändern. Nichts wird sich ändern. Warum soll ich noch...?"*

12. Phase: Völlige Burnout-Erschöpfung
Der Betroffene erfährt eine nachhaltige geistige, körperliche und emotionale Müdigkeit. Diese lähmt und gefährdet sein Leben: das Immunsystem wird angegriffen, die Gefahr von Herz-Kreislauf-Erkrankungen und Magen-Darm-Leiden steigt sehr. Die Suizidgefahr ist sehr groß. Typisches Zitat: *„Ich kann einfach nicht mehr."*

Diese einzelnen Stufen sind tatsächlich sehr typisch für Betroffene – nur der Zeitraum variiert. Im Burnout-Helpcenter haben wir Patienten, die teilweise schon 3 bis 5 Jahre in einem Burnout-Prozess stehen und erst nach diesem Zeitraum zu uns kommen.

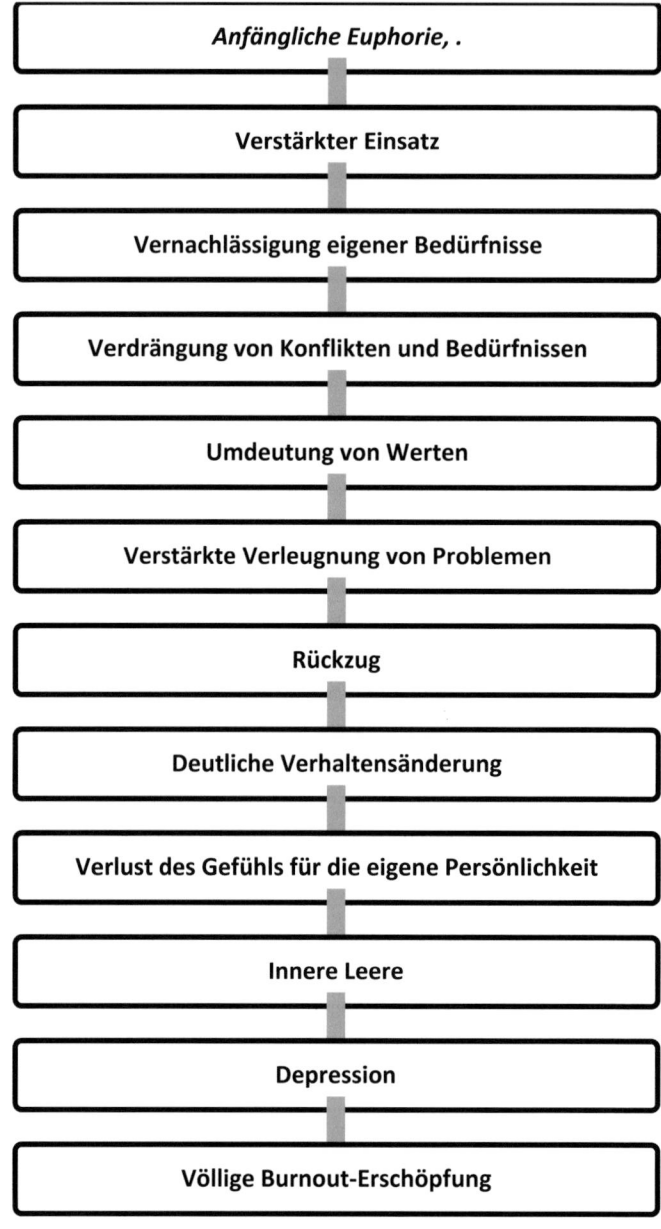

Anfängliche Euphorie, .

Verstärkter Einsatz

Vernachlässigung eigener Bedürfnisse

Verdrängung von Konflikten und Bedürfnissen

Umdeutung von Werten

Verstärkte Verleugnung von Problemen

Rückzug

Deutliche Verhaltensänderung

Verlust des Gefühls für die eigene Persönlichkeit

Innere Leere

Depression

Völlige Burnout-Erschöpfung

Feststellung der Burnout-Betroffenheit

Doch wann kommen Betroffene zu einer helfenden Stelle? Und was muss passieren, damit die Menschen ihre eigene Situation erkennen?

Das zentrale Problem ist:

Der menschliche Verstand bestätigt sich immer selbst.

Auch wenn ein Mensch instinktiv weiß, dass etwas nicht stimmt, wenn das Unterbewusstsein chronischen Stress erkennt, wird sein Wachbewusstsein diese Tatsache anfangs immer leugnen.

Genau aus diesem Grund ist eine Burnout-Prävention auch so schwierig. Denn viele Betroffene „verbrennen" innerlich, bevor es ihnen selbst auffällt. Sie benötigen einen Partner, der quasi als „Indikator" dient. Der dann Alarm gibt, wenn er bei dem Betroffenen entsprechende Symptome erkennt.

Gerade aber in den Zeiten der Auflösung familiärerer Strukturen steht ein solcher Partner oft nicht zur Verfügung. Im Unternehmen herrscht oft in den Führungsebenen chronischer Stress, so dass die Vorgesetzten sich selbst in dem Kreislauf befinden und keine Augen und Ohren für die Bedürfnisse der Angestellten haben. Dieser Alarmgeber scheidet also auch aus.

In der Regel gibt es aber tatsächliche eine weitere Instanz, die sehr erfolgreich alarmiert.

Die Rede ist vom Unterbewusstsein, vom vegetativen Nervensystem, dass wie bereits geschildert von den Hormonen gesteuert wird.

Die Beschwerden, die ein permanent aktivierter Sympathikus indirekt auslöst, veranlassen den Verstand, einen Arzt aufzusuchen. Und dieser gibt dann dem Betroffenen den entscheidenden Hinweis– Suche nach einer Lösung beginnt.

Wir haben im Burnout-Helpcenter eine Untersuchung gestartet, die auswertet, was Betroffene veranlasst hatte, sich bei uns zu melden:

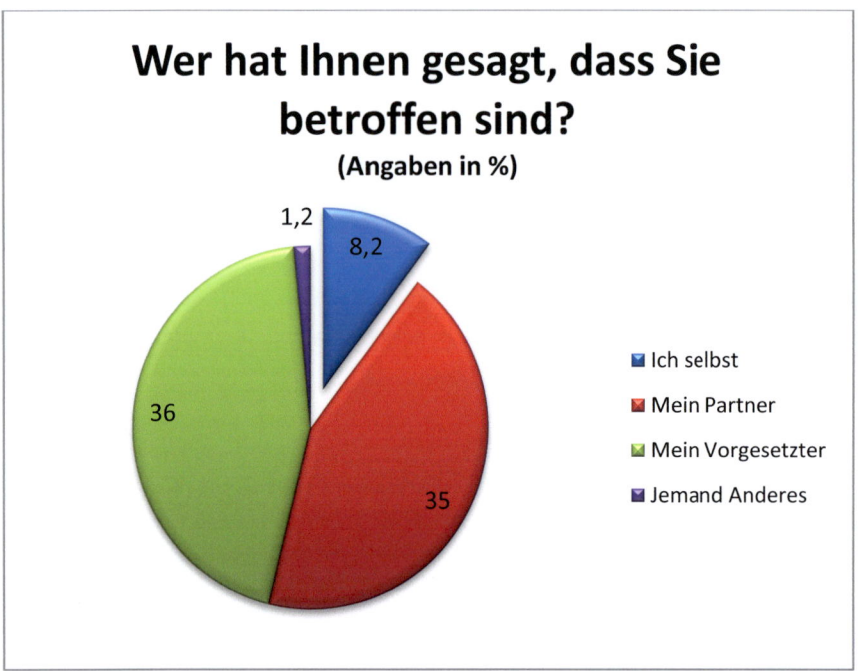

Wer hat Ihnen gesagt, dass Sie betroffen sind?
(Angaben in %)

- Ich selbst
- Mein Partner
- Mein Vorgesetzter
- Jemand Anderes

Die Statistik zeigt ganz klar: Oft erkennt das Umfeld die Situation richtig, viel zu spät aber der Betroffene selbst. **Daher ist in einer Gesellschaft, die immer mehr Individualismus als zentralen Bestandteil hat, ein Burnout der Betroffenen zwangsläufig die Folge!**

Das bedeutet natürlich keine Entschuldigung oder Rechtfertigung. Vielmehr hat diese Tatsache aber zur Folge, dass man aufmerksam und wachsam sein muss – nicht nur für sich, sondern auch für Andere.

Ganzheitliche Betrachtung

In unserem Burnout-Helpcenter beobachten wir, dass die Betroffenen unter Problemen leiden, die nicht nur die mentale Sichtweise bestreffen. Veranschaulichen lässt sich dies mit einem Getriebe, dessen einzelne Zahnräder ineinander greifen müssen, damit das Gesamtgefüge funktioniert:

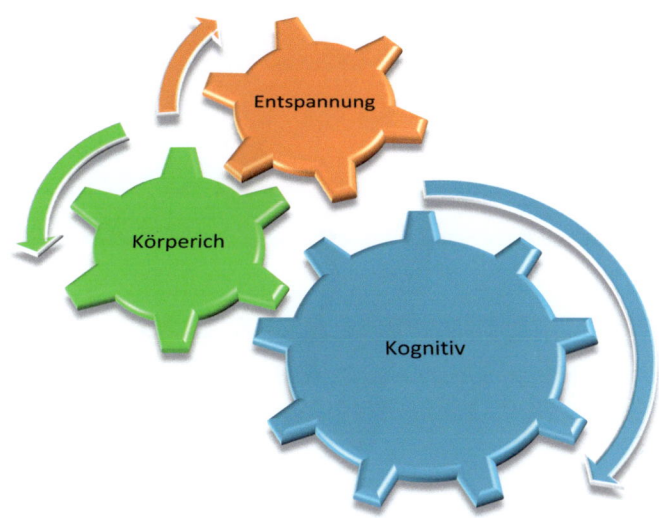

Der klassische Betroffene leidet unter einer Erschöpfung, unter Antriebslosigkeit, manchmal auch unter einer Depression.

Zusätzlich ist er nicht in der Lage, sich zu entspannen. Er hat Einschlaf- und Durchschlafstörungen. Er merkt, dass sein Körper total verspannt ist.

Als dritte Beobachtung stellen sich Schmerzen durch Beschwerden ein, die nach dem ärztlichen Gutachten keine körperliche Ursache haben, wir sprechen hier von psychosomatischen Beschwerden.

Mit diesem oder ähnlichem Problembild kommt der Betroffene zu einem Therapeuten und bittet dann um Hilfe.

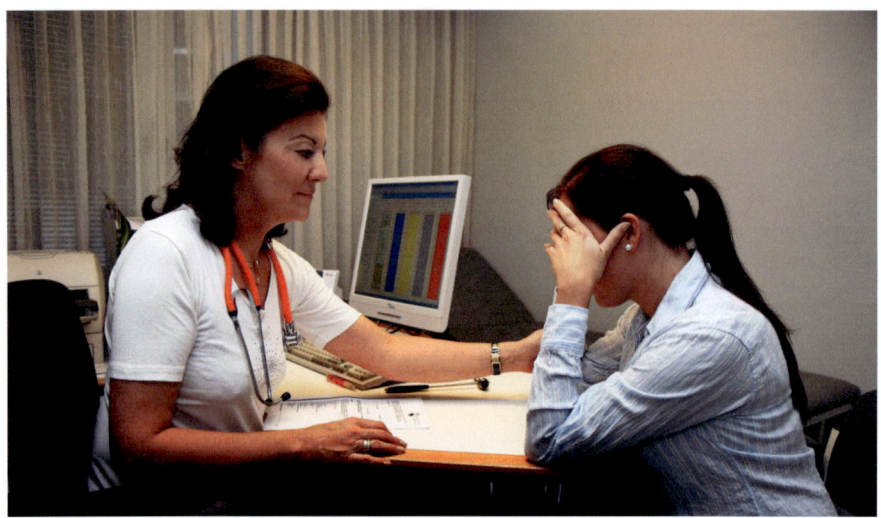

Und genau hier kritisieren wir die „herkömmlichen" Behandlungsstrategien: In der Regel kümmern sich die Therapeuten dann sehr oft um einen Bereich, der ihrer Fachdisziplin entspricht – und arbeiten oft nicht interdisziplinär mit Anderen zusammen:

Psychologen und Psychotherapeuten betrachten den **kognitiven Bereich**, also den Verstand. Je nach Therapieform setzen sie systemische oder tiefenpsychologische Werkzeuge ein. Auch viele Mental-Coaches nutzen diese Techniken. Das Ziel ist dabei, dass der Betroffene versteht, dass er in der Lage ist, seine eigenen Denkmuster zu verändern. Erreicht wird dies durch oben genannte Werkzeuge – von denen jedes individuell zu jedem Menschen passen muss. Deshalb muss der Betroffene schon bei der Diagnose erfahren und wählen können, welche Fachrichtung ein Therapeut vertritt.

Im Bereich **Entspannung** werden oft Techniken aus dem Bereich „autogenes Training", „progressive Muskelrelaxation" und Yoga verwendet. Eine Vielzahl von weiteren Techniken sind mittlerweile zusätzlich entwickelt worden. Ziel ist es immer, dass der Betroffene lernt, in „verspannten" Situationen selbst eine Entspannung herbeizuführen, auch das Einschlaf- und Durch-schlafprobleme sollen so behandelt werden.

Der **körperliche Ansatz** erfolgt durch spezielle Massagen seitens eines Physi-otherapeuten, unterstützend durch ein gezieltes Kraft/Ausdauertraining unter Aufsicht eines dafür ausgebildeten Sporttherapeuten bzw. Sport/Gymnastiklehrer. Ziel ist es zum Einen, bestimmte Verspannungen physikalisch zu reduzieren, zum Anderen durch Kraft/Ausdauersport Hor-mone so freizusetzen, dass die Balance wieder geschaffen werden kann.

Die Folgen einer fehlenden interdisziplinären Betreuung sind fatal, denn die einzelnen Bereiche beeinflussen sich permanent gegenseitig und hemmen so den Behandlungserfolg. Hierzu für Sie ein paar Beispiele:

> **Der Betroffene** leidet unter totaler Erschöpfung. Gleichzeitig hat er aber auch Ein- und Durschlafstörungen, die tagsüber seine Erschöp-fung natürlich stärken. Dadurch wird der mentale Druck stärker, der Betroffene bekommt ein schlechtes Gewissen, regt sich über die Situation mehr auf – was den chronischen Schmerz beflügelt. Das wiederum führt zu einer Verstärkung der Ein/Durch-schlafsymptomatik.

> **Der Betroffene** hat massive Migräne-Attacken, die ihn ständig „lahmlegen". Gleichzeitig betäuben ihn die Medikamente, allerdings nicht so gut, dass er die Situation nicht erkennt. Er sieht den Druck zu handeln, erkennt aber keinen Ausweg. Das führt zu einer Fort-führung des chronischen Stresses, er steigert sich noch mehr in die Situation hinein. Die Migräne nimmt damit ebenfalls zu.

Das ganze System hängt also zusammen, es lässt sich eben nicht nur ein Bereich singulär betrachten:

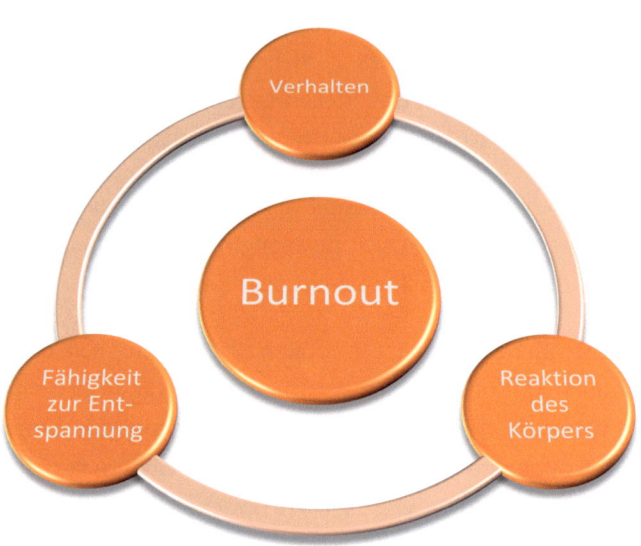

Die Burnout-Diagnose

Wann genau liegt dann aber ein Burnout-Syndrom vor? Wann spricht man ganz konkret von einer Therapie-Notwendigkeit? Die vorher von uns postulierte Aussage, dass der Betroffene sich nicht regenerieren kann, ist sicher zu allgemein.

Wenn die Aussage der Ganzheitlichkeit von uns stimmt, dann kann eine Diagnose auch nur dann richtig sein, wenn sie eben auch ganzheitlich vorgeht. Eine Befragung, die sich nur auf die „Kopfthemen" des Betroffenen wendet, kann und wird nicht ausreichen. Und eine Messung der Entspannungsunfähigkeit ist ebenfalls für sich alleine nicht ausreichend.

Gleiches gilt die die körperlichen Prozesse: Nicht umsonst haben laut einer Untersuchung der Krankenkasse „Barmer-Gek" über 90% aller Rückenschmerzen keinen organischen Schaden als Hintergrund, sondern sind psychosomatisch bedingt.

Daher ist Vorsicht geraten, wenn es um eine pauschale Diagnose geht, die nur eine Seite beleuchtet. Das Burnout-Helpcenter hat aus diesem Grund ein umfassendes Diagnosewerkzeug in Form eines Befragungsbuches erstellt, dass hier weiterhelfen kann. Es ist über den Buchhandel erwerbbar.

Behandlungskonzepte

Aufgrund der Ganzheitlichkeit ist es natürlich fahrlässig, wenn nur ein einzelner Bereich therapiert wird. Die Lösung kann nur darin liegen, dass alle Aspekte, wie bereits weiter vorne geschildert, berücksichtigt werden.

Viele bisherige Konzepte, in denen einseitig vorgegangen wurde, wirken deshalb auch nur kurzfristig. Es hilft eben nicht, wenn auf einem Schiff, das voller Löcher im Rumpf ist, nur der Steuermann gewechselt wird – die Löcher müssen ebenfalls verschlossen werden!

In der Regel besteht also eine Burnout-Therapie aus einem Team von 3 Experten, die sich in ihren einzelnen Disziplinen auskennen und entsprechend ergänzen. Wir unterscheiden dann zusätzlich aber noch zwischen Einzel-Betreuungen und offenen anonymen Gruppen, wobei letztere eine sehr spezielle Vorgehensweise erfordern, damit den Beteiligten wirksam geholfen wird. Es handelt sich um moderierte Gruppen, die ganzheitliche Elemente enthalten, u.a. auch Lach-Yoga-Einheiten.

Sie merken, dass es sich bei Burnout-Betroffenen um eine spezielle Zielgruppe handelt. Wichtig und wesentlich ist daher eine gute Vorbereitung und gutes Wissen um die grundsätzlichen Probleme, die die Betroffenen mit sich bringen. Und wichtig zu wissen ist auch, dass die Betroffenen noch ein weiteres grundlegendes Problem haben. Dieses ist in dem Burnout-Syndrom selbst begründet – und eine Erklärung dafür, warum es nicht ausreicht, einem Betroffenen einfach ein Buch in die Hand zu drücken, damit er sich selbst nach dem Durchlesen therapiert.

Behandlungsproblematik

Menschen, die sich in einem Burnout-Prozess befinden, haben aufgrund der Symptomatik ein besonderes Problem: Durch die Erschöpfung sind sie – je nach Burnout-Status – nicht mehr in der Lage, selbst zu entscheiden oder sich selbst zu motivieren.

Während es für sie verhältnismäßig leicht ist, „Entspannung" zu praktizieren, sind kognitive und sportliche Aufgaben oft kaum zu bewältigen. Wir lösen dieses Dilemma im mentalen Bereich, also bei den Einzel- und Gruppensitzungen, durch eine sehr strenge Kontrolle der Hausaufaufgaben. Doch wir können nicht die ganze Zeit bei den Betroffenen im Alltag sein.

Das ist vor allem bei den Hausaufgaben des Sports eine große Hürde. Denn es ist für diese Menschen nur sehr schwer, sich „auf zu rappeln" und aktiv zu werden. Klassische mentale Coaches verzweifeln hier sehr oft – der rein verbale Hinweis oder die Ermahnung, sich (mehr) zu bewegen, reicht nicht aus, Sport wird vernachlässigt, vor allem der Ausdauer-Sport.

Also haben wir im Burnout-Helpcenter im Jahr 2010 Sport gesucht, der folgendes miteinander verbindet:

- Er sollte keine Geräte benötigen
- Er muss primär in einer Gruppe stattfinden
- Er muss die Ausdauer trainieren
- Er muss die Atmung optimieren
- Er muss die Teilnehmer motivieren
- Er muss kostengünstig sein
- Er darf nicht riskant sein, es können fast alle mitmachen.

Im Winter 2009/2010 fanden wir im Lach-Yoga die optimale Kombination und integrierten es als Behandlungsbaustein in unsere Gruppentermine.

Lach-Yoga als Behandlungsbaustein

Über die Vorzüge von Lach-Yoga werden wir weiter unten noch einiges berichten. Die Kombination von Sport in der Gruppe und der gleichzeitigen Flexibilität durch entsprechende Übungen ist unschlagbar und wird daher von uns immer ergänzend zu den anderen Behandlungen eingesetzt. Oft ist es sogar die Regel, dass die Betroffenen anfangs NUR Lach-Yoga als Sport annehmen.

Allerdings hat Lach-Yoga oft den Makel, kein richtiger Sport zu sein. Oft sehen auch Ärzte leider diese Bewegungsübungen als zu vernachlässigen an, bedingt durch die Fehlinterpretation des Namens. Deshalb weichen wir auch im Alltag auf einen anderen Begriff aus: Wir sprechen dann nicht von Lach-Yoga, sondern von lachtherapeutischen Übungen. Diese lassen sich dann in den Betreuungsplan sehr gut einbetten – mehr dazu noch später.

Kleiner Exkurs

Für alle, die Lach-Yoga noch nicht kennen: Es beruht auf einer Beobachtung des Psychologen William James, der schon 1884 (!) sagte: *„Wir weinen nicht, weil wir traurig sind, sondern sind traurig, weil wir weinen."* Es ist tatsächlich so, dass wir zum Lachen keinen Humor oder Witz benötigen, wenn wir die positiven Wirkungen des Lachens erreichen wollen.

Es werden dazu einfache Techniken vermittelt, damit die Teilnehmer unbeschwert und spontan auf eigenste Weise lachen können. Die gemeinsamen Lachübungen lösen dazu den körpereigenen Lachimpuls aus! Und in diesem dann wunderbar ansteckenden Lachklima kann und darf das eigene Lachen gekitzelt, gestreichelt, gepflegt und genossen werden.

Dazu muss übrigens niemand Yoga oder andere Meditationstechniken können oder sonstige Voraussetzungen mitbringen.

Es gibt in einer Lach-Yoga Sitzung spielerisch-pantomimische Übungen oder solche, die aus Alltagssituationen entwickelt sind (das Begrüßungs-Lachen, das Handy-Lachen, das Ich-hab's-kapiert-Lachen). Viele Übungen basieren auf klassischen Yoga-Übungen (das Löwen-Lachen) oder auf Mudras. Mudras (auch Finger-Yoga genannt) sind uralte Finger- und Handgesten, die jeweils eine besondere Wirkung auf Körper, Geist und Seele haben.

Zwischen den einzelnen Lachübungen wird immer wieder die berühmte „hoho-hahaha-Klatschübung" praktiziert – und bei uns im Bereich Burnout/Stress kommen auch noch spezielle Atemübungen dazu. Bei der Klatschübung aktivieren wir laufend die Akupressur Punkte und Reflexzonen in den Handflächen und Fingern. In der traditionellen asiatischen Medizin weiß man, dass alle Bereiche der Handflächen unterschiedlichen Gehirnbereichen und Organen energetisch zugeordnet sind. Die hoho-hahaha-Klatschübung beruht auf einer Atemübung des klassischen Yoga (Kapalabhati); sie aktiviert das Zwerchfell und reinigt Bronchien und Lunge.

Alle Lachübungen haben einen gesundheitsfördernden Hintergrund. Durch die während des Lachens ausgelöste Schwingung in der Luftröhre und durch die Bewegung des Zwerchfells erfolgt eine "innere Massage" aller Organe und der Drüsen am Hals. Zudem stellt sich eine intensive Anreicherung des Blutes mit Sauerstoff ein. Als Lohn für eine Stunde Lach-Yoga winken gehobene Stimmung, tiefe Entspannung (viele Teilnehmer müssen irgendwann plötzlich gähnen), Wohlbefinden, Freude und gute Laune: Es ist eine Therapie mit wohltuenden Wirkungen.

Der richtige Atem

Viele vergessen, dass im Lach-Yoga die Atemtechnik das Entscheidende ist – und dass deshalb genau darauf auch aus therapeutischer Sicht am meisten geachtet werden muss. Der richtige Atem gleicht die psychische Stimulierung des Lachens aus!

Gerade dann, wenn das Lach-Yoga als therapeutische Ergänzung bei einem Burnout-Prozess zum Einsatz kommt, müssen Sie daher als Gruppenleiter über wichtige Zusammenhänge Bescheid wissen. Dann aber wird Lach-Yoga sehr erfolgreich im Rahmen der Ganzheitlichkeit die mentale und entspannungsfördernde Betreuung unterstützen!

Das wichtigste Sportorgan im Lach-Yoga ist neben dem Zwerchfell die Lunge. Es ist das einzige und wichtigste Organ, welches für den Sauerstoffgehalt in unserem Blut sorgt, welches also für unsere zentrale Energieversorgung zuständig ist.

Die Luft kommt über die oberen Atemwege, durch Nase oder Mund/Rachenraum in die Luftröhre und dann über die beiden Stammbronchien/Hauptbronchien in die kleineren Verästelungen bis zu den Bronchiolen. Hier setzen die Lungenbläschen an, welche den eigentlichen Gasaustausch leisten, Sauerstoff wird so in das Blut übergeben.

Dazu benötigen wir die Brustkorbmuskulatur, welche den Brustkorb hebt und die Rippen bei der Einatmung spreizt. Bei der Ausatmung erledigt wieder durch eine andere „Intercostal"-Muskulatur das Absenken und nach innen ziehen der Rippen.

Das Zwerchfell ist unser wichtigster Atemmuskel, welcher unterhalb der Lunge liegt und die anderen Bauchorgane von der Lunge trennt, vergleichbar mit einer Scheibe. Nur das Herz liegt noch oberhalb des Zwerchfelles, in der linken Brustkorbseite, weshalb der linke Lungenflügel kleiner ist.

Die Technik unserer Atmung verändert sich von der Kindheit bis ins Alter immer wieder, je nach den unbewussten, äußeren Einflüssen. Sind wir oft im Stress, unter Druck oder innerlich unruhig, nervös? Wie reagiert dann unsere Atmung? Mit einer normalen Kurzatmigkeit! Kurzzeitig ist das eine sehr gute, sinnvolle Reaktion unseres Körpers. Jedoch - auf Dauer bekommen wir von dieser Überlastung natürlich Schäden, das wurde bereits ja schon weiter oben erklärt.

Das Zwerchfell, der wichtigste Atemmuskel, ist das Zentrum des Lebens. Die genaue Bewegung bei der Ein- und Ausatmung und unser Volumen bestimmt die Zeitdauer der individuellen Ein- und Ausatmung.

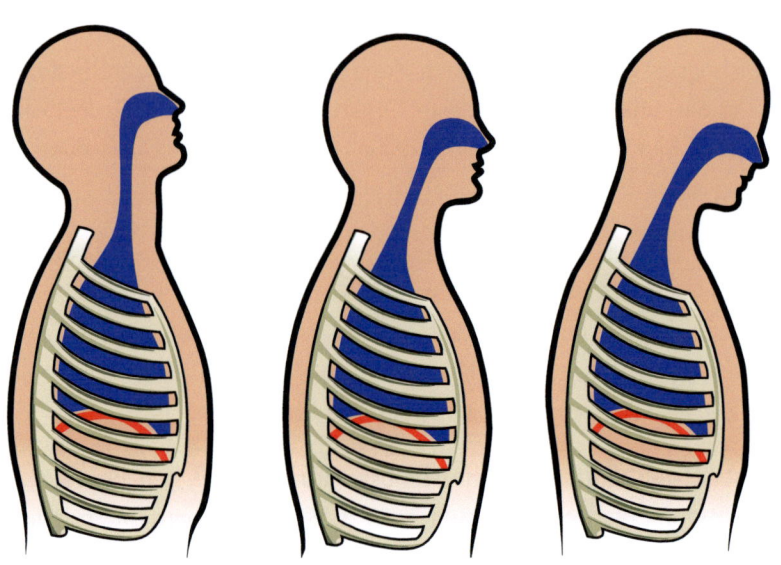

Kontraktionen und Körperhaltung während der Atmung

Als Lach-Yoga Therapeut ist es wichtig, dass Sie die Atemfähigkeit und Belastungsfähigkeit Ihrer Teilnehmer einschätzen und bewerten können. Dazu ist eine Volumenmessung möglich und nachfolgend möchten wir Ihnen dazu eine geeignete Methode zeigen.

Wir verwenden dazu in unseren Lach-Yoga Sitzungen „Luftrüssel", auch „Blasrolle" genannt. Sie kennen diese „Tröten" sicher aus dem Karneval: Es sind Lärm- und Effektinstrumente, die aber auch in der Logopädie eingesetzt werden. In der Wikipedia finden Sie dazu folgende Funktionsbeschreibung:

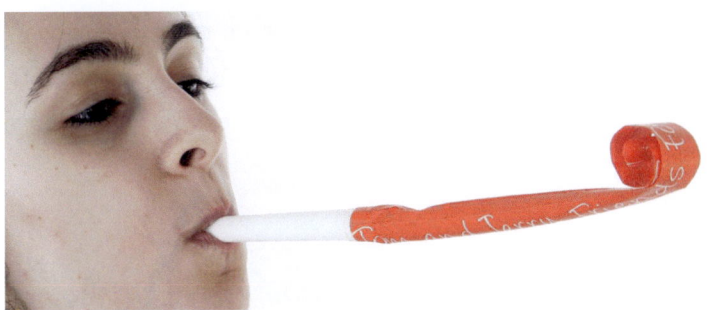

(Zitat): „*Durch den Luftdruck, der beim Hineinblasen in das Mundstück entsteht, füllt sich der Schlauch prall mit Luft und entrollt sich gegen die Federkraft geradeaus vom Mundstück weg. Gleichzeitig entsteht durch die an der Zunge vorbeistreichende Luft ein Ton, dessen Lautstärke durch die Kraft variiert, mit der in das Mundstück geblasen wird. Durch die Spiralfeder rollt sich der Schlauch selbständig wieder auf, sobald nicht weiter hineingeblasen wird und der Luftdruck wieder nachlässt.*"

Alle Gruppenmitglieder stellen sich in einer Reihe auf. Auf Anordnung des Therapeuten atmen sie tief ein und pusten dann langsam und ausdauernd am Stück durch den Luftrüssel. Ziel ist es, am längsten den Luftrüssel ausrollen zu lassen! Danach stellen sich alle so in einer Reihe auf, dass zum Beispiel die längsten „Luftrüssler" links, die kürzesten rechts stehen. Als Therapeut können Sie jetzt Ihre Gruppe besser einschätzen („kalibrieren") und beobachten, wie diese sich bei bestimmten Übungen verhalten. Übrigens: Diese Übung des Luftrüssels ist ideal als Erfolgskontrolle auch nach 4 Lach-Yoga-Abenden geeignet! Auf Wunsch können Sie die Luftrüssel auch bei uns erwerben – mehr dazu unter www.burnout-helpcenter.de/Lach-Yoga

Therapeutisch sinnvoll ist es zusätzlich, Puls und Blutdruck der Teilnehmer zu kennen. Auch hier haben wir eine Vorbereitungsübung für Sie parat.

Lassen Sie die Gruppe im Kreis aufstellen. Jeder greift mit seiner Hand an seinen Hals und ertastet den eigenen Puls. Jetzt geben Sie als Gruppenleiter ein Signal und jeder zählt die Pulsschläge – so lange, bis Sie anzeigen, dass 15

Sekunden vorbei sind. Jeder dreht sich dann zu seinem rechten Nachbarn um, nennt die Zahl und lacht ihn erleichtert an: Ho-Ho-Hahaha!

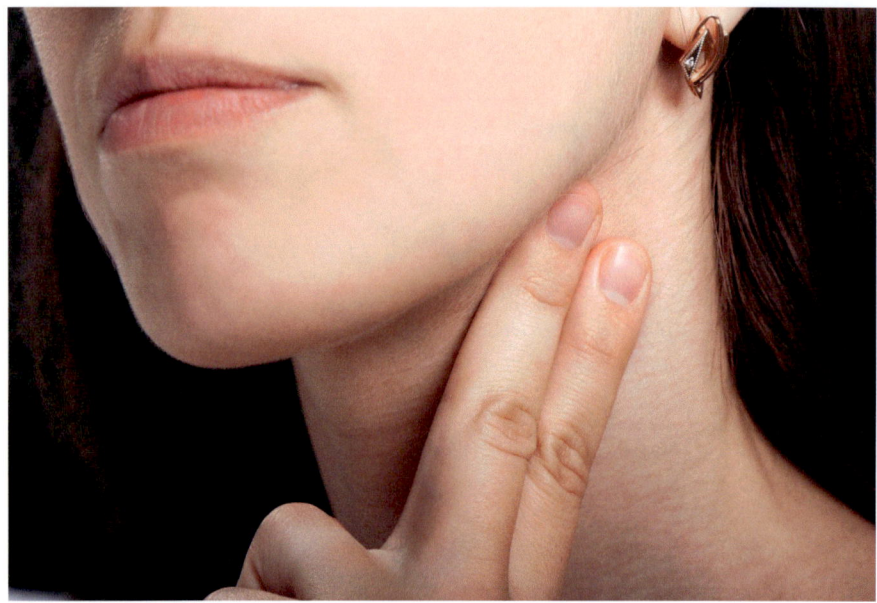

Achten Sie als Gruppenleiter darauf, dass die festgestellten Zahlen nicht größer als 20 sind. Ansonsten beginnen Sie gemeinsam in der Gruppe mit der Lippenbremse, die wir Ihnen später noch vorstellen.

Doch was ist überhaupt das Ziel des Lach-Yogas bei der Unterstützung einer Burnout-Therapie?

Natürlich zuerst einmal die **mentale Entspannung**. Denn Sie wissen ja: Während dem Lach-Yoga haben negative Gedanken keinen Platz mehr, Lach-Yoga wirkt Stimmungsaufhellend!

Gleichzeitig erfolgt eine **Muskelanregung**, schließlich sind es über 100 Muskeln, die hier aktiv werden – und die Luft mit einer durchschnittlichen Geschwindigkeit von 100 km/h aus der Lunge herausschleudert.

Zusätzlich wird das **Gemeinschaftsgefühl** aufgebaut – eine Erfahrung, die gerade diese Betroffenen dringend benötigen. In der gruppe ist zwar immer anfangs eine Lachhemmung zu beobachten – durch die richtigen Übungen werden diese aber sehr schnell abgebaut – und dann wird das Lachen damit sogar noch intensiver. Übrigens: Es gibt die Beobachtung,, dass wir in Gesellschaft dreißig Mal häufiger lachen als alleine!

Und vergessen wir nicht: Auch die **Körpersprache** wird durch Lach-Yoga-Übungen aufgebaut – und das wirkt sich eben auch wieder auf das vegetative Nervensystem indirekt aus.

Zwischen der Atmung und dem vegetativem Nervensystem gibt es also einen Zusammenhang. Die Stimulation des Teilnehmers mit Lachübungen ist aber dann erst optimal, wenn eine gezielte Atemberuhigung zwischen den Übungen stattfindet.

Wichtig: Grundsätzlich sind Lach-Therapeutische Übungen immer auch eine Belastung für den Organismus. Sorgen Sie als Gruppenleiter daher unbedingt dafür, dass spätestens nach 4 Lachübungen eine Übung zur richtigen Atemtechnik mit der längeren Ausatmung stattfindet.

Dabei muss sich diese Übung an den davor stattgefundenen Belastungen orientieren. Leichtere Übungen wie z.B. Jibberisch erlauben einfache Aus-Atem-Entspannungen. Aber Vorsicht, denken Sie an die Volumen-Übung: Geben Sie keine Aus-Atem-Intervalle vor, denn jeder hat ja ein anderes Volumen und kann deshalb sich mit Ihrem Intervall nicht gesund synchronisieren, auch wenn er es versucht!

Liegt eine größere Körperbelastung vor, dann sollten Sie unbedingt mit der Lippenbremse den Parasympathikus aktivieren. Denn es steigen sonst die Belastungen – und eine schnelle Steigerung von Puls, Blutdruck und Atemfrequenz sind dann die Folge. Dem sollten Sie entgegen steuern.

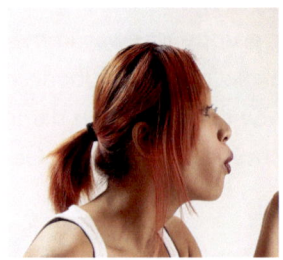

Konkret: Lassen Sie Alle beim Ausatmen die Lippen leicht schließen und die Luft durch die Lippen mit dem spitzen Mund ausströmen. Das machen Sie vor, in dem Sie eine unsichtbare Kerze in der Hand vor Ihren Mund halten. Zünden Sie die Kerze mit einem Lach-Feuerzeug an – und natürlich brennt diese nicht sofort, sondern erst beim dritten Versuch.

Insider ahnen es längst: Diese Versuche begleiten wir mit einem „Ho – Ho – Hahahah!". Allerdings wird dieses Lachen nur leise gelacht, denn wir wollen die Kerze ja damit nicht ausblasen! Wenn die Kerze brennt, sollen die Teilnehmer diese nun „zum Flackern bringen", es darf kein zu großer Druckaufbau in der Lunge erfolgen! Das Ausatmen erfolgt ohne Laute, man hört im Gruppenraum nur das leise Zischen der Luft. Jeder Teilnehmer macht dies im Stehen – ist die Luft aus (und die Kerze leuchtet dann nicht mehr), stellt er die virtuelle Kerze auf dem Boden ab.

Das Unterbewusstsein wird so auf „Ruhephase" von Innen programmiert, der Puls und der Blutdruck sinken dabei automatisch, sobald die Atemfrequenz sinkt. Eine tolle Steuerung unseres Körpers!

Nochmals zur Erinnerung: Diese Übung sollten Sie – nach Teilnehmerzusammensetzung, nach jeder 3. oder 4. Übung einbauen. Und sie ist auch ein idealer Abschluss einer Lach-Yoga Sitzung!

Eingangsbefragung

Abschließend wollen wir nicht vergessen, dass bei jedem Lach-Yoga-Mitglied eine medizinische Eingangsbefragung selbstverständlich sein sollte. Zum Einen für die Sicherheit des Teilnehmers – aber auch zu Ihrer eigenen Sicherheit, damit Sie nicht grob fahrlässig handeln. Und vergessen Sie nicht: Sie unterstreichen damit Ihre Kompetenz!

Folgende Fragen empfehlen wir, kursiv und in Klammer beschreiben wir
Ihnen, worauf Sie bei den Antworten als Therapeut achten müssen.

a. Name, Geburtsdatum, Adresse, Tel. Nr., Mailadresse
b. Nehmen Sie Medikamente ein? Wenn ja, gegen was sind diese ?
  *(Achten Sie auf Psychopharmaka, Blutdrucksenker, dann sollte der
  Teilnehmer einen Arzt befragen)*
c. Ist Ihre Herzfunktion / Ihr Blutdruck normal?
  *(Beim Blutdruck ist der diastolische (untere) Druck ein Stressmerk-
  mal und bei den meisten Betroffenen erhöht. Der Teilnehmer sollte
  einen Arzt befragen, ob leichter bis mäßiger Sport OK ist)*
d. Leiden Sie unter Epilepsie, einem Glaukom oder Inkontinenz?
  (Wenn ja, bitte auf Teilnahme verzichten)
e. Haben Sie Stoffwechselerkrankung en (Diabetes, Osteoporose,...?
  *Der Teilnehmer sollte einen Arzt befragen, ob leichter bis mäßiger
  Sport dann für ihn OK ist)*
f. Habe Sie eine Atem- oder Muskelerkrankung?
  (Beobachten sie den Teilnehmer bei den Übungen aufmerksam!)
g. Trinken Sie ausreichend (tägl.2Ltr.) Flüssigkeit?
  *Ansonsten reichen Sie weisen Sie darauf hin, dass immer ca. 1 Stun-
  de vor dem lach-Yoga getrunken werden sollte)*
h. Ist Ihre Wirbelsäule in Ordnung?
  (Beobachten sie den Teilnehmer aufmerksam!)
i. Hatten Sie in den letzten drei Monaten einen operativen Eingriff?
  (Wenn ja, bitte auf Teilnahme verzichten)
j. Leiden Sie unter Angina pectoris, Aneurysmen oder Hernien
  (Bruchstellen der vorderen Bauchwand)?
  (Wenn ja, bitte auf Teilnahme verzichten)

Weisen darauf hin: Bei den Übungen trägt Jeder die eigene Verantwortung
und achtet selbst auf seine Gesundheit. Und er ist aufgefordert, sich sofort
zu melden, falls er bei einer Übung Beschwerden bekommen sollte.

(Ein Musterformular finden sie kostenlos unter www.burnout-helpcenter.de/Lach-Yoga)

Doch woran erkennt man in einer Lach-Yoga-Veranstaltung, wenn es einem Teilnehmer schlecht geht? Mit folgenden Symptomen sollten Sie sich vorab vertraut machen:

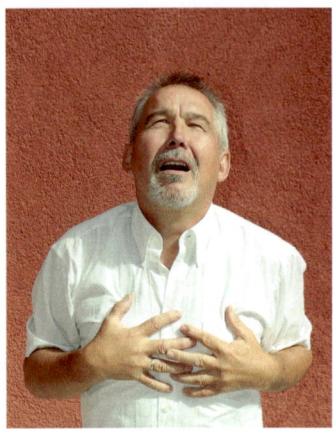

Bluthochdruck/Herzfunktion: Roter Kopf, Kurzatmigkeit, Brustenge, Zugschmerz linker Arm, Rücken-Brustkorbschmerz, Schwindelgefühl, Kurze Sehstörungen, unregelmäßiger Puls, Angst, Kalter Schweiß auf der Stirn.

Atemerkrankungen: Kurzatmigkeit, oft werden Zwischenseufzer benötigt, Hustenanfälle, Hyperventilation, blau-lila Lippen, farblose, blasse Finger, blasses Gesicht, Schwindelgefühl, Seitenstechen.

Diabetes: Unterzucker durch den großen Zuckerverbrauch bei den Übungen, bitte vorher nachfragen, wann die letzte Mahlzeit war. Für den Unterzucker-Notfall eine Limonade griffbereit haben (süße Flüssigkeit geht am schnellsten in das Blut).

Osteoporose: Schmerzen am Skelettsystem bei den Übungen, Knochen, Gelenke knacken und schmerzen gleichzeitig.

Allgemein gilt: Bewegung ist gesund, nur übertreiben oder übermotiviert sollte Keiner sein. Langsames Steigern der Einheiten (Aufwärmung nicht vergessen) und jede Person individuell in ihren Möglichkeiten.

Alles kann, nichts muss!

Das sagen Sie einem Arzt

Wenn ein Teilnehmer sich bei einem Arzt über Lach-Yoga erkundigt, dann wird sich dieser vielleicht an Sie wenden, um mehr über Lach-Yoga zu erfahren. Wir haben Ihnen daher die konkreten medizinischen Informationen zusammengestellt, die Sie gerne einem Arzt mitteilen können:

In der Medizin werden Lachen und Heiterkeit zur Therapie-Unterstützung eingesetzt. Auch die bekannten Krankenhaus-Clowns, was uns spätestens seit dem Film „Patch Adams" mit Robin William bekannt ist – tragen bei Patienten zu mehr Lachen und Freude bei. Der dieses Konzept unterstützende „Shriner-Orden", eine Organisation in den USA, hat nach eigenen Angaben 835.000 Kindern so schon geholfen – und im Jahr 2009 rund 850 Mio. USD dafür gespendet.

Die Gelotologie hat konkret folgendes herausgefunden:

1. Wer lacht, setzt mehrere Prozesse in seinem Körper in Gang: Zwerchfell, Stimmbänder, Gesichts- und Bauchmuskeln werden trainiert und Herz & Kreislauf angeregt.

2. Der gesamte menschliche Organismus, insbesondere das Immunsystem, wird durch das Lachen stimuliert und gestärkt.

3. Zusätzlich werden die Muskeln (auch das Diaphragma) gelockert, der anschließend einsetzende ein Entspannungszustand führt zur Lösung von Blockaden und zur Minderung oder gar Befreiung von Panik- und Angstzuständen.

4. Während der Lachphase steigen Puls und Blutdruck. In der dann anschließenden Entspannungsphase wurde in Studien eine dauerhafte Senkung des Pulses beobachtet. Das Gefäßvolumen der Arterien ist danach erhöht – dauerhaft wurden so auch niedrigere diastolische Blutdruckwerte gemessen.

5. Lachen hilft bei Disstress, da durch das Lachen die Stresshormone Cortisol und Adrenalin gesenkt werden. Gleichzeitig werden vermehrt Endorphine mit schmerzlindernder Wirkung ausgeschüttet.

6. Durch die intensive und tiefe, stoßweiße Ein- und Ausatmung während des Lachens wird die Lunge besser belüftet und es erhöht sich der Sauerstoffgehalt im Blut. Dadurch wird den Infektionen der Atemorgane vorgebeugt und den Gasaustausch im Körper erhöht.

Die Lach-Atmung verstärkt z.B. auch die Ausscheidung von Cholesterin. Vergleicht man Herz-Kreislauf-Training mit Lachen, so entspricht 1 Minute Lachen von der Wirkung her 10 Minuten Rudern oder 10 Minuten Langstreckenlauf oder Aerobic.

Einzelne Beobachtungen beim Lachen

Männer und Frauen unterschiedlich: Während Männer ca. mit 270 Hertz / Sekunde lachen, bringen es die Frauen auf immerhin 500 Hertz. Obertöne erreichen sogar bis zu 6.000 Hertz pro Sekunde. Folgende Funktionen sind möglich, können jedoch – je nach Stärke des Lachens und Sensibilität – bei jedem Menschen unterschiedlich ausgeprägt sein:

Herz: Puls-, Blutdruck und Zirkulationssteigerung, wobei der Blutdruck nach dem Lachereignis unter das vorherige Niveau fallen kann und dadurch einen hypotonen Effekt zeigen kann (William Fry 1994). Die zirkulationsanregende Wirkung von Lachen wird manchmal auch mit „innerem Jogging" bezeichnet (William Fry 1994). Insgesamt kann die Fähigkeit zum Lachen kardioprotektive Wirkung haben. (Clark et al, 2001)

Lunge:	Erhöhte Expiration von CO2, verbesserte Sauerstoffsättigung, Verminderung des Residualvolumens und der Feuchtigkeit. Der größte Lachmuskel ist das Zwerchfell (Diaphragma)
Hormone	Erhöhung der Neuroendorphine und Katelochamine, Verminderung der immun schwächenden Hormone (Berk et al., 1988; Harrison et al., 2000)
Skelettmuskulatur	Erhöhte Durchblutung und Muskelspannung im Abdomen, Nacken, Thorax und in den Schultern während des Lachereignisses, erhöhte Entspannung in der nicht gebrauchten Muskulatur (William Fry, 1994)
Gehirn	Erhöhte Aufmerksamkeit, erhöhte Aktivität des autonomen Nervensystems, verbesserte Sauerstoffzufuhr (William Fry, 1994)
Immunsystem	Verbesserte humorale und zelluläre Immunantwort, Erhöhung des Immunglobulin A im Speichel (McClelland/Cheriff, 1997; Berk et al., 2001)
Tränen	Bei einem Vergleich von emotionalen Tränen und Tränen beim Zwiebelschneiden wurde ein Unterschied beobachtet. Emotionale Tränen führen zu nachweisbaren einem Toxin-Abbau, während letztere fast nur physiologisches Wasser enthalten (William Fry, 1994)

Einzelne beobachtete Nebenwirkungen

Muskelentspannung	(zumindest am Anfang kann es aufgrund zu langer Sitzungen auch zu einem „Lachkater" kommen
Auflockerung & Entkrampfung	eine um 25% verbesserte Sauerstoffversorgung durch Tiefenatmung
Psychische Entkrampfung	Depressionen werden reduziert
Verbesserung der sozialen Kontakte	Das Gruppengefühle verstärkt die Sozialisation, auch systemisch
Positive Wirkung auf die Leistungs- und Denkfähigkeit	Ergibt sich durch die Kombination aller Wirkungen

Eine Zusammenfassung finden sie kostenlos unter:
www.burnout-helpcenter.de/Lach-Yoga

Aufbau einer Lach-Yoga Sitzung

Informationen für Betroffene

Wie bereits geschildert, müssen Sie Burnout- und chronisch-Stress Betroffene in der Regel erst sanft überreden, an einer Lach-Yoga Sitzung teilzunehmen. Da ist es gut und wichtig, ein Merkblatt für die Veranstaltung zu besitzen, welches man dem Interessenten aushändigen kann.

Folgende Informationen sollte Ihr Merkblatt enthalten:

* Informationen über Lach-Yoga allgemein
  („lachtherapeutische Übungen")
* Informationen über Sie als Lach-Yoga Therapeut,
  Ihre Ausbildung und Ihre Erfahrung
* Hinweis auf die Risiken
* Die Eingangsbefragung (siehe oben)
* Organisatorische Hinweise
  o Vorbereitung davor (Wasser trinken 1 Std. davor,
    Toilette direkt davor)
  o Lockere Tageskleidung
  o Anfahrt, Dauer

Ein Musterformular finden sie kostenlos unter:
www.burnout-helpcenter.de/Lach-Yoga

Motivation der Betroffenen

Ganz klar: Am Anfang wollen viele Betroffene NICHT daran teilnehmen. Deshalb sollten Sie einige gute Argumente haben, die für Lach-Yoga sprechen. Letztendlich werden Sie als Therapeut auf einer Teilnahme beharren – es geht hier darum, dass wir den Menschen helfen – und diese können sich die Effekte des Lach-Yoga einfach nicht vorstellen.

Wir haben Ihnen hier eine Vorschlagsliste an Argumenten aus unserer eigenen Erfahrung zusammen gestellt:

Warum Sie bei uns unbedingt mitmachen müssen

- Es gibt keine Nebenwirkungen, außer dass man sich danach besser fühlt
- Es hat schon zahlreichen anderen Menschen gut getan – weltweit gezählt sprechen wir von 10 Millionen!
- Es ist wie eine Tablette: Am Anfang muss man sich zwingen, sie herunter zu schlucken – danach hilft sie aber unbedingt
- Es ist eine tolle Erfahrung, die danach auch süchtig machen kann
- Es ist einfach nur Bewegung – und die tut nicht weh
- Niemand wird zum Lachen gezwungen. Einfach nur mitmachen ist die Devise. Wenn es mit dem Lachen nicht klappt – dann lächeln Sie! Und wenn auch das ein Problem ist: Einfach nur mit bewegen.
- Sie können sich nicht blamieren, denn wir machen ja alles das gleiche

Empfohlene Lach-Yoga-Übungen

Wir haben einen „Lehrplan" bei uns im Burnout-Helpcenter erstellt, in dem wichtige Lach-Yoga Übungen zusammen gestellt sind. Denn wir überlassen es nicht nur dem Zufall, was bei einer Lach-Yoga Sitzung praktiziert wird. Da die Teilnehmer bei uns natürlich öfters anwesend sind, verändern wir allerdings die Reihenfolge

Eine Lach-Yoga Sitzung dauert bei uns nie länger als 30 Minuten, da sie therapeutisch ist. Bitte Vorsicht – darüber hinaus haben wir festgestellt, dass es oft eine sportliche und depressive Überlastungsreaktionen geben kann!

Die Übungen haben gezielt einen Bezug zu der Situation, in der ein Stressor auftritt. Im Alltag soll sich der Betroffene beim Auftreten des Stressors an die Übungen erinnern und schon so mentale Stresssituationen anfangen, aufzulösen.

1. Wir eröffnen die Lach-Yoga Sitzung:
   Volumenmessung mit den Luftrüsseln (➜Seite 41)
2. Setzen fort mit der Pulsmessung (➜Seite 42)
3. Beginnen dann individuelle körperliche Aufwärmübungen
4. Als schüchterne kichernde Geisha durch die Räume laufen:
   Mit den Händen das Gesicht verdecken, dahinter leise kichern und
   glucksen, im Raum mit kurzen Schritten umher tippeln, gezielt andere
   anlachen (30 Sekunden)
5. Die Übung Ho-Ho-Hahaha: Achten Sie darauf, dass Ihre Handballen
   aufeinander treffen, Ihre Finger weit gespreizt sind, und klatschen Sie ru-
   hig etwas stärker. Dazu rufen Sie laut Ho-Ho-Hahaha(15 Sekunden)
6. Wir fliegen mit dem Lachhubschrauber in unser Büro:
   Während man in leicht gebückter Haltung herumläuft, deckt man mit
   den Händen beide Ohren in schneller Reihenfolge auf und zu. Dabei
   kommentiert man dies zeitgleich mit einem ständigen
   Ho-Ho-Ho (30 Sekunden)
7. Die Übung Ho-Ho-Hahaha (15 Sekunden)
8. Vor dem Eintritt in das Büro hat man geschwitzt: Man riecht unter die
   eigene linke Achselhöhle – Ho, dann unter die rechte Achselhöhle – Ho
   – schaut zuletzt zu seinem Bauchnabel – Hahaha
   (30 Sekunden)
9. Die Übung Ho-Ho-Hahaha (15 Sekunden)
10. Eine Kerze zum Flackern bringen (➜ Seite 44)
    (15 Sekunden)
11. Wir finden nervige Post auf dem Schreibtisch:
    Wir nehmen die nervige Post mit der rechten Hand – Ho - Geben sie in
    die linke Hand – Ho – werfen sie über die rechte Schulter – Hahaha. (30
    Sekunden)
12. Die Übung Ho-Ho-Hahaha (15 Sekunden)
13. Ein Kunde mit Reklamation ruft an: Jibberisch-Übung zwischen zwei
    Teilnehmern. (30 Sekunden)
14. Auf dem Boden liegen Unterlagen, die wir mit dem Büro-Sauger aufsa-
    gen: Zuerst muss man den Sauger mit einer Anlaßschnur starten – Ho –

dann nochmal – Ho – dann läuft er und man fährt mit ihm durch das Büro: Hahaha. (30 Sekunden)

15. Die Übung Ho-Ho-Hahaha (15 Sekunden)
16. Eine Kerze zum Flackern bringen (➜ Seite 44)
    (15 Sekunden)
17. Wir watscheln wie Pinguine zum Lachhubschrauber (30 Sekunden)
18. Die Übung Ho-Ho-Hahaha (15 Sekunden)
19. Am Lachhubschrauber tropft Wasser herab. Dies wollen wir in der Gruppe weiterreichen. Dazu bildet die Gruppe einen Kreis. Der Gruppenleiter lacht in die ersten Hände des Nachbarn, die zu einer Schale geformt sind. Dieser reicht das Lachwasser mit einem „Hahaha" an seinen Nachbarn weiter, in dem er es in die zu einer Schalte geformten Hände gießt. Und so weiter. (30 Sekunden)
20. Die Übung Ho-Ho-Hahaha (15 Sekunden)
21. Wir fliegen mit dem Lachhubschrauber nach Hause (30 Sekunden)
22. Ho-Ho-Hahaha (15 Sekunden)
23. Eine Kerze zum Flackern bringen (➜ Seite 44)
    (15 Sekunden)
24. Wir legen uns in auf den Rücken, strecken die Arme und Beine in die Höhe und stellen uns vor, wir wären ein Käfer, der auf den Rücken gefallen ist. Strampeln mit Armen und Beinen und bewegen unsere Gliedmaßen in alle Richtungen, so wie es uns gefällt. Und lachen dabei laut.
25. Wir entspannen uns durch abschließende Muskel-Relaxations-Übungen oder gehen auf eine Traumreise
26. Abschluss: Wir messen das Lungenvolumen mit dem Luftrüssel (➜Seite 41)

Wir beenden unsere Lach-Yoga Sitzungen gerne mit einem
Spruch des Tages, hier in paar Beispiele:

- Das Lachen, dass Du aussendest, kommt zu Dir zurück
- Der verlorenste aller Tage ist der, an dem man nicht gelacht hat.
- Lach' über die Dinge, dann hältst du sie aus.
- Lachen ist Tor und Pforte, durch die viel Gutes in den Menschen
  hinein huschen kann.

Kontrolle des Lach-Yoga Erfolgs

Nach Abschluss der Lach-Yoga Sitzung bietet es sich also an, wieder den
Puls zu messen – oder auch fallweise den Blutdruck. Nutzen sie dazu ein
„Kontrollblatt", in dem Sie die jeweiligen Werte erfassen und so nach 4 Sit-
zungen vergleichen können.

Dieses „Monitoring" ist für uns sehr wichtig. Zum Einen können wir so
schneller und besser Fortschritte erkennen, zum Anderen ist es auch für die
Beteiligten sehr motivierend. Nutzen Sie diesen Effekt!

Ein Musterformular finden sie kostenlos unter:
www.burnout-helpcenter.de/Lach-Yoga

Weitere Lach-Yoga Übungen

Wir haben im Internet eine Möglichkeit geschaffen, weitere Lach-Yoga
Übungen abzurufen. Und vielleicht haben Sie ja auch selbst neue Übungen
erfunden oder entdeckt, von denen wir alle profitieren können? Dann
schenken Sie uns Ihr Wissen und tragen Sie die Übung in unsere Internet-
Datenbank ein. Vielen Dank!

Sie finden die Datenbank kostenlos unter:
www.burnout-helpcenter.de/Lach-Yoga

Zum Schluss...
...10 Fakten zum Thema Lachen
zur Information für
Ihre Teilnehmer

Yoga und Lachen kombinierte 1998 der indische Arzt Madan Kataria. Das Lach-Yoga kann eine heilsame Wirkung haben.

Zwei Minuten Lachen sind für den Körper so gesund wie 20 Minuten Joggen.

Kichern setzt schmerzstillende Substanzen frei und stärkt das Immunsystem

19 verschiedene Arten des Lachens hat der amerikanische Wissenschaftler Paul Ekman entdeckt. Nur eine Variante ist echt. Alle anderen dienen der Anpassung innerhalb der Gesellschaft.

Bei einem echten Lachen sind bis zu 80 Muskeln aktiv. Tut sich im die Augen herum nichts, ist die Fröhlichkeit nur vorgetäuscht.

Kinder lachen am Tag bis zu 400 Mal, Erwachsene bringen es nur auf schlappe 15 Lacher täglich.

Humor aktiviert dieselbe Hirnregion wie Kokain und Geld. - Niemand kann gleichzeitig lachen und denken.

Auch manche Tiere können lachen. Junge Menschenaffen sind beispielsweise genauso kitzlig wie kleine Kinder. Bei Schimpansen klingt das allerdings völlig anders: Sie keuchen statt zu kichern.

Die Wissenschaft vom Lachen heißt Gelotologie.

Menschen mit Gelotophobie haben krankhafte Angst, ausgelacht zu werden.

Ob schüchternes Lächeln oder lautes Losprusten: Lachen macht nicht nur glücklich, es kann sogar Schmerzen lindern.

In eigener Sache

Unsere Ausbildung
„Burnout-Therapeut Schwerpunkt Lach-Yoga"

Neugierig geworden? Sie wollen noch mehr über die Hintergründe erfahren? Mehr medizinisches Basiswissen kennen und anwenden? Mehr Lach-Yoga Übungen kennenlernen, ausprobieren? Wissen, wie man in einer Notsituation während einer Lach-Yoga Sitzung handelt? Das ganze Wissen und sich selbst auch besser vermarkten?

Unsere Weiterbildung „Burnout-Therapeut Lach-Yoga" ist dann für Sie genau das Richtige! Sofern Sie die notwendigen Qualifikationen haben, können Sie gerne bei unseren Seminaren in Löwenstein (Deutschland) und/oder Lubrin (Andalusien) teilnehmen. Weitere Details, Informationen zu Kosten und Voraussetzungen finden Sie unter:

www.burnout-akademie.de

Unsere Ausbildung
„Burnout-Lotse®"

Das Wissen zum Thema Lach-Yoga ist nur ein Baustein für eine professionelle Burnout-Therapie. Zusätzlich können Sie bei uns lernen, mit zusätzlichen Werkzeugen wie zum Beispiel der „kognitiven Verhaltenstherapie", der „mental relaxation" und der „Work" Betroffenen aus dem Hamsterrad hinaus zu helfen.

Auch hier gilt: Sofern Sie die notwendigen Qualifikationen haben, können Sie gerne bei unseren Seminaren in Löwenstein (Deutschland) und/oder Lubrin (Andalusien) teilnehmen. Weitere Details, Informationen zu Kosten und Voraussetzungen finden Sie immer hier:

www.burnout-akademie.de

Nicht nur für Ihre Lach-Yoga Gruppe: Auf nach Andalusien!

Ein einsames Anwesen im Osten Andalusiens. Wilde Natur, unendliche Weite. Im Süden sieht man das Meer. Im Norden die Sierra Nevada.

340 Tage in Jahr blauer Himmel, kaum Wolken. Im Sommer heiß, trockene Winde, warme Nächte. Im Winter warm, feuchte Luft, frostig.

Vor über 20.000 Jahren haben in der Region die letzten Neandertaler gelebt. Höhlenzeichnungen sind Zeugen dieser alten Zeit. Und in der Nähe: Kraftorte aus einer vergangenen Zeit, die noch heute Gültigkeit haben.

Besuchen Sie unser Anwesen mit Ihrer Gruppe von maximal 14 Personen! Veranstalten Sie dort Ihre Seminare, Ihre Workshops, Ihre Events.

Und genießen Sie landestypisches Essen, leckere Tapas, stimmungsvollen Rotwein. Nutzen Sie unser Rahmenprogramm, dass Sie in ein anderes Jahrtausend entführt: Zu der einzigen europäischen Halbwüste. Zu den alten Steinbrüchen der menschlichen Vorfahren. Zu einer wilden, einzigartigen, geschützten Meeresküste. Zu der größten Höhle Südspaniens. Zu den Original-Höhlenzeichnungen von Velez Rubio.

Die Anreise ist sehr kostengünstig über die Flughäfen Alicante oder Almeria möglich. Flughafentransfer und Begleitservice auf Wunsch möglich!

Mehr finden Sie auf unserer Internet-Seite:

www.auf-nach-andalusien.de

Stichwortverzeichnis

A

B

C

Für Ihre Notizen